Marion Schaefer
unter Mitarbeit von Editha Räuscher und Susanne Kottschlag

Der Masterstudiengang „Consumer Health Care“

an der Charité Universitätsmedizin Berlin 2001 bis 2018 – eine Bilanz

SCHRIFTENREIHE MASTERSTUDIENGANG CONSUMER HEALTH CARE

herausgegeben von Prof. Dr. Marion Schaefer

ISSN 1869-6627

21 *Anne Thoring*
Gesundheits-Applikationen (Apps) von pharmazeutischen Unternehmen und Medizinprodukte-Herstellern
Chancen und Risiken für die Patientenkommunikation
ISBN 978-3-8382-1009-4

22 *Cornelia Wiese*
Frühe Nutzenbewertung von Arzneimitteln aus Sicht der behandelnden Ärzte
ISBN 978-3-8382-0923-4

23 *Raphael Sell*
Arzneimitteltherapiesicherheit aus der Apotheke
Eine Studie zur Medikationsanalyse
ISBN 978-3-8382-1187-9

24 *Moritz Bayer*
Das „Showrooming"-Verhalten von Konsumenten im deutschen Arzneimittel- und Apothekenmarkt
Ursachen, Ausprägungen und strategische Handlungsempfehlungen für die operative Apothekenführung
ISBN 978-3-8382-1160-2

25 *Renate Wittig*
Alternativen zum Psychopharmakaeinsatz in Senioreneinrichtungen
ISBN 978-3-8382-1212-8

26 *Heike Heverhagen*
Vergleich der Nebenwirkungsmeldungen bei Angiotensin-II-Antagonisten aus unterschiedlichen Quellen
ISBN 978-3-8382-1319-4

27 *Marion Schaefer*
unter Mitarbeit von Editha Räuscher und Susanne Kottschlag
Der Masterstudiengang „Consumer Health Care" an der Charité Universitätsmedizin Berlin 2001 bis 2018 – eine Bilanz
ISBN 978-3-8382-1407-8

Marion Schaefer

unter Mitarbeit von Editha Räuscher und Susanne Kottschlag

DER MASTERSTUDIENGANG „CONSUMER HEALTH CARE“

an der Charité Universitätsmedizin Berlin 2001 bis 2018 – eine Bilanz

ibidem Verlag

Bibliografische Information der Deutschen Nationalbibliothek
Die Deutsche Nationalbibliothek verzeichnet diese Publikation in der Deutschen Nationalbibliografie; detaillierte bibliografische Daten sind im Internet über http://dnb.d-nb.de abrufbar.

Bibliographic information published by the Deutsche Nationalbibliothek
Die Deutsche Nationalbibliothek lists this publication in the Deutsche Nationalbibliografie; detailed bibliographic data are available in the Internet at http://dnb.d-nb.de.

∞
Gedruckt auf alterungsbeständigem, säurefreien Papier
Printed on acid-free paper

ISBN-13: 978-3-8382-1407-8

Printed in the EU

Inhaltsverzeichnis

1. Anliegen und Gründungsgeschichte des Masterstudiengangs Consumer Health Care

Die Etablierung postgradualer Studiengänge an Universitäten wurde durch den Bologna-Prozess ausgelöst, der die europaweite Harmonisierung von Studiengängen und -abschlüssen sowie die internationale Mobilität der Studierenden zum Ziel hatte. Als ein besonderer Meilenstein kann die Unterzeichnung der Bologna-Erklärung am 19. Juni 1999 angesehen werden, die auch auf die Einrichtung entsprechender Studiengänge in Deutschland Einfluss hatte.

Neben den bereits genannten Zielen, war dies aber auch aus anderen Gründen sinnvoll, denn postgraduale Studiengänge können schneller als die klassischen universitären Fachrichtungen auf aktuelle Anforderungen reagieren. Die engere und zwingend notwendige Verbindung von Wissenschaft und Praxis kann Absolventen unterschiedlicher Fachrichtungen zu einem gemeinsam interessierenden Thema zusammenführen und zielgerichtet auf künftige Arbeitsaufgaben vorbereiten. Dies ist insbesondere für Fachgebiete von Bedeutung, die einer hohen Entwicklungsdynamik bezüglich des internationalen Wissenszuwachses unterliegen. Insofern verwundert es nicht, dass der Gesundheitsbereich hier eine gewisse Vorreiterrolle spielte.

Denn die Geschwindigkeit, mit der heute neues Wissen generiert und mit Hilfe moderner Informationstechnologien verbreitet wird, wird zu einer immer stärkeren Herausforderung für die Universitäten, den Anforderungen einer gewissermaßen vorauseilenden Praxis zu genügen. Zudem wird der notwendige Anpassungsprozess in Fächern wie Medizin und Pharmazie, deren Ausbildung gesetzlich geregelt ist, zeitlich noch zusätzlich durch das vorgeschriebene Gesetzgebungsverfahren verzögert. Masterstudiengänge können hingegen relativ schnell auf Veränderungen reagieren und ihr Ausbildungsprogramm anpassen bzw. auf neue relevante Inhalte fokussieren.

Hinzu kommt, dass die zunehmende Komplexität praxisrelevanter Sachverhalte, gerade auch im Bereich des Gesundheitswesens, von einzelnen wissenschaftlichen Disziplinen neue Herangehensweisen erfordert. Dieses Defizit spüren auch die Absolventen jener Einzeldisziplinen, die nach der Beendigung ihres Studiums mit der Praxis konfrontiert werden.

Als Ausweg aus diesem universitären Dilemma etablierten sich in Anlehnung an internationale Erfahrungen auch in Deutschland mehr und mehr postgraduale Studiengänge im Gesundheitsbereich, die folgende grundsätzliche Ziele verfolgen:

- 1. engere Verbindung von Wissenschaft und Praxis
- 2. Integration von Wissensinhalten, die die einzelnen etablierten Grundstudienrichtungen nicht anbieten können
- 3. flexiblere Reaktion auf neue Entwicklungen
- 4. Nutzung neuer Studienformen im interdisziplinären Diskurs
- 5. Fächerübergreifende Wissensvermittlung
- 6. Austausch von Erfahrungen aus unterschiedlichen Studienrichtungen und Tätigkeitsfeldern

Postgraduale Studiengänge bieten deshalb eine für Universitäten und Teilnehmer gleichermaßen attraktive Form der Ausweitung des universitären Leistungsangebotes, das für die Universität selbst weitgehend kostenneutral ist, sofern sie über Studiengebühren finanziert werden.

Der Erfolg und die Nachhaltigkeit, mit denen derartige Studiengänge etabliert und betrieben werden, hängt dabei sowohl von der Qualität des Lehrangebots als auch von der Nachfrage potenzieller Teilnehmer sowie deren Möglichkeiten ab, ein Postgradualstudium mit ihren beruflichen Verpflichtungen zu vereinbaren.

Auf Grund dieser Überlegungen wurde für den Masterstudiengang Consumer Health Care von Beginn an die Form einer 14tägigen Blockveranstaltung gewählt, die durch ein entsprechendes Selbststudium ergänzt wurde. Die insgesamt 5 Blockveranstaltungen wurden in den Semesterferien, d.h. im März, im Juni bzw. Juli und im September angeboten, was den meist voll Berufstätigen unter den Studenten entgegenkam. Denn der größere Teil der Bewerber hatte schon eine mehrjährige berufliche Tätigkeit hinter sich. Neben dem Wunsch, das im Studium erworbene Wissen aufzufrischen bzw. zu ergänzen, lag die Motivation zur Bewerbung häufig auch darin, sich neue Optionen für einen beruflichen Wechsel zu erschließen. Auch deshalb wurde von Beginn an Kontakt zu Praxispartnern gehalten, die als künftige Arbeitgeber in Frage kamen und – wie etwa der Bundesverband der Arzneimittel-Hersteller e. V. – Informationen zum Studiengang über ihre Kommunikationskanäle verbreitet haben. Zudem sollten auch Referenten aus der Praxis ihre Beiträge zur Ausbildung zu leisten.

Absolventen aus den klassischen Universitätsdisziplinen durchlaufen gewöhnlich einen länger andauernden Lernprozess, in dem sie sich das für ihre Tätigkeit notwendige Wissen durch ihre praktische Arbeit und darüber hinaus episodisch auf einzelnen Kongressen erwerben. Insofern ist es für Masterstudiengänge wichtig, Schwerpunkte zu setzen, die relevante Entwicklungsprozesse aufgreifen und gleichzeitig in die Zukunft weisen. Der Einrichtung des Masterstudiengangs Consumer Health Care lagen dabei folgende Überlegungen zu Grunde:

Die heute so dringend notwendige Effektivitätserhöhung der gesundheitlichen Betreuung ist im Zeitalter neuer Informationstechnologien nicht zuletzt an die Verwertung von Daten und Informationen gebunden, wie sie im gesundheitlichen Betreuungsprozess generiert und dokumentiert werden. Derartige Datenverwertungsstrategien, die nie Selbstzweck sein dürfen, erfordern fast immer eine grundsätzliche Veränderung des zugrundeliegenden Datenmanagements. Auch dabei ist fachübergreifende Kompetenz und Kommunikation der Fachleute untereinander gefragt, zum Beispiel bei der Interpretation und Bewertung von Ergebnissen aus automatisierten Datenverarbeitungsprozessen, einschließlich der daraus ermittelten statistischen Korrelationen.

Eine erfolgreiche Kommunikation erfordert nicht zuletzt einen gemeinsamen Sprachschatz, der nur dadurch entstehen kann, dass man interdisziplinar an gemeinsam interessierenden Problemen arbeitet und Verständnis für die Fragestellungen der Partner entwickelt.

Die Gesundheitspolitik hat auf den wachsenden Kostendruck in den letzten Jahren mit zunehmender Reglementierung reagiert. Dabei sind fünf Schwerpunkte zu erkennen, die deshalb auch für das

Ausbildungsprogramm des Studiengangs von besonderer Bedeutung waren:

1. Reduzierung von unnötigen Gesundheitsausgaben, auch für gesundheitliche Maßnahmen, die sich individuell und epidemiologisch als ineffizient erweisen
2. Effizienzerhöhung im System der Gesundheitsversorgung durch bessere Koordination und Kooperation, z.B. durch „Managed Care", aber auch durch Erschließung von Effizienzreserven bei den einzelnen Marktteilnehmern
3. Ausgliederung von Leistungen aus dem Leistungskatalog der Gesetzlichen Krankenkassen, einschließlich der Entlassung von bisher rezeptpflichtigen Arzneimitteln in die Selbstmedikation bei gleichzeitiger Qualitätssicherung der Arzneimittelanwendung
4. Stärkung der Eigenverantwortung der Bürger durch Förderung einer gesunden Lebensweise und einer Eigenbeteiligung von Patienten bei bestimmten Beschwerdebildern

Neben dem Masterstudiengang „Drug Regulatory Affairs", der schon im Jahre 1999 von Prof. Dr. Harald Schweim initiiert und an der Rheinischen Friedrich-Wilhelms-Universität Bonn eingerichtet wurde, gehörte der Masterstudiengang „Consumer Health Care" zu den ersten, die sich mit dem Arzneimittel- und Gesundheitsmarkt auseinandersetzten. Das um eine integrative Wissensvermittlung bemühte Modulprogramm des weiterbildenden Masterstudienganges Consumer Health Care war in seinem Profil zur Zeit der Gründung im Jahre 2001 in dieser Form nirgends etabliert.

Die ersten Studenten wurden bereits 2001 – mit ausdrücklicher Unterstützung der Universitätsleitung – noch vor der behördlichen Anerkennung des Studiengangs durch die Berliner Senatsverwaltung im Januar 2003 immatrikuliert. Gleichzeitig wechselte der Studiengang nach der Schließung des Instituts für Pharmazie an der Humboldt-Universität an die Medizinische Fakultät der Humboldt-Universität, jetzt Charité-Universitätsmedizin Berlin, Campus Charité Mitte. Die seinerzeit durch den Senat festgelegte Erprobungszeit sollte 2008 enden.

Im März 2008 beschloss die Fakultätsleitung der Charité die Weiterführung des Masterstudiengangs Consumer Health Care, da die sonst übliche Anschubfinanzierung durch die Fakultät nicht in Anspruch genommen worden sei und der Studiengang nachgewiesen habe, dass er sich selbst finanzieren könne und durchweg positiv evaluiert werde.

Akkreditierung

Die Erstakkreditierung des Studiengangs Consumer Health Care erfolgte durch die Akkreditierungsagentur für Studiengänge im Bereich Heilpädagogik, Pflege, Gesundheit und Soziale Arbeit e.V. (AHPGS) Freiburg mit Wirkung vom 15. Juli 2004 ohne Auflagen und mit der Empfehlung, den Studiengang als ein innovatives Angebot dauerhaft an der Charité-Universitätsmedizin Berlin zu verankern. Als akademischer Abschluss kann der „Master of Science“ vergeben werden.

Damit wurde dem Studienprogramm ein staatliches Qualitätssiegel erteilt.

Da Akkreditierungsbescheide immer zeitlich begrenzt sind, wurde der Masterstudiengang Consumer Health Care im Jahre 2009 durch die Zentrale Evaluations- und Akkreditierungsagentur (ZEVA) Hannover für weitere sieben Jahre reakkreditiert. Auf Empfehlung der ZEVA wurde der Name des Studiengangs in „Consumer Health Care – Pharma Policy and Ethics“ geändert bzw. ergänzt.

Leitung und Mitarbeiter des Studiengangs

Initiatorin und Leiterin des Studiengangs war bis zur Einstellung des Studiengangs an der Charité im Jahre 2017 Prof. Dr. Marion Schaefer, gleichzeitig auch Vorsitzende des Vereins Consumer Health Care. Weitere Mitarbeiter des Studiengangs waren

Dr. Editha Räuscher (2001 – 2017)
Susanne Kottschlag (2008 – 2017) Studiengangssekretariat
Dr. Ulrike Hiemer (2003 – 2014)
Dr. Mark Goldammer (2008 – 2012)

Katja Weber (2009 – 2011)
Marius Schaut (2012 – 2014)

Keiner der Mitarbeiter hatte einen vollen Arbeitsvertrag, um die Kosten des Studiengangs und damit auch die Studiengebühren möglichst gering zu halten.

Finanzierung des Studiengangs

Der Studiengang Consumer Health Care war von Anfang an darauf ausgelegt, sich finanziell selbst zu tragen. Einzige Einnahmequelle waren neben einigen wenigen Spenden von Privatpersonen die Studiengebühren, die im Verlauf der Zeit angepasst werden mussten und zum Ende des Studiengangs pro Modul 2.000,- € und demnach insgesamt 10.000,- € betrugen.

Studenten, die nur über ein geringes Einkommen verfügten, konnten auf Antrag und nach Prüfung der eingereichten Unterlagen durch den Verein Consumer Health Care unterstützt werden. In den Anfangsjahren des Vereins konnten die Teilnehmergebühren in einigen Fällen komplett übernommen werden, später war nur noch eine teilweise Kostenübernahme möglich.

Für die Durchführung der Präsenzveranstaltungen konnten die Räumlichkeiten der Humboldt-Universität und später der Charité Universitätsmedizin Berlin kostenfrei genutzt werden. Das hatte den Vorteil, dass die jeweiligen Mitarbeiter aus der Universitätsverwaltung und dem IT-Bereich uns vor Ort unterstützten, wofür ihnen auch an dieser Stelle gedankt sei.

Da es mitunter selbst in der semesterfreien Zeit schwierig war, freie Räume innerhalb der Charité zu finden, wurden ganze Module auch ausgelagert und fanden dann zum Beispiel in der GLS-Sprachenschule in der Kastanienallee oder dem Langenbeck Virchow Haus in der Luisenstraße statt, wo allerdings Miete gezahlt werden musste.

2. Ausbildungsprogramm, Module und Masterarbeiten

Die genannten Gründe für die Etablierung des Aufbaustudienganges Consumer Health Care waren auch strukturleitend für die Erarbeitung des modulären Ausbildungsprogrammes.

Es setzte sich aus fünf Modulen mit 12 Modulteilen zusammen und wurde in Form von Vorlesungen, Seminaren, Übungen, Gruppenarbeiten, Exkursionen, wissenschaftlichen Debatten, Projektarbeiten und dem zwischenzeitlichen Selbststudium angeboten. Die Präsenzphasen wurden als 14-tägige Blockveranstaltungen in Berlin in der vorlesungsfreien Zeit absolviert und jeweils mit einer Klausur abgeschlossen.

Im Vordergrund stand dabei die integrative Wissensvermittlung, die den unterschiedlichen Wissens- und Erfahrungshintergrund der Teilnehmer aktiv einbezog. Auch dadurch wurden die Argumentationslinien verschiedener Partner im Gesundheitswesen deutlich und eine breite Diskussion der jeweiligen Themen möglich.

Die Themen der jeweiligen Module waren durch die Studienordnung vorgegeben, und die Teilnehmer erhielten vorab eine schriftliche Einführung zur Vorbereitung. Im Einzelnen wurden in den Modulen folgende Themenbereiche behandelt, wobei darauf geachtet wurde, dass die jeweils eingeladenen Referenten ausgewiesene Experten in ihren Gebieten waren und auch aktuelle Entwicklungen aufgriffen:

- 1. Modul (jeweils im März)
  Rechtliche Grundlagen, Zielgruppen und Partner im Bereich Consumer Health Care
- 2. Modul (jeweils im Juni bzw. Juli)
  Klinische Pharmakologie, Biostatistik und Selbstmedikation
- 3. Modul (jeweils im September)
  Pharmakoepidemiologie, Pharmakoökonomie und Kommunikation
- 4. Modul (jeweils im März des Folgejahres)
  Qualitätssicherung und Gesundheitsmanagement

- 5. Modul (jeweils im Juni / Juli des Folgejahres)
  Gesundheitssysteme, Ethik und Telekommunikation

Fester Bestandteil jeden Moduls waren sogenannte Debatten, in denen die Studenten zu einem vorgegebenen Thema aus der Sicht unterschiedlicher Interessensgruppen miteinander diskutierten. Dabei wurden unterschiedliche Fragestellungen aufgeworfen, die in der Regel einen aktuellen Bezug hatten und auf den Inhalt des jeweiligen Moduls zugeschnitten waren. Zu einer kurzen Fallbeschreibung wurden jeweils konkrete Fragen gestellt, die im Verlaufe der Diskussion zu beantworten waren. Die Studenten sollten dabei vor allem lernen, das zuvor erworbene Wissen anzuwenden und zu vertiefen sowie Positionen unterschiedlicher Partner im Gesundheitswesen zu verstehen und selbst zu vertreten. Wann immer möglich, wurde - in Abhängigkeit von der konkreten Fragestellung - aus Sicht der Hersteller, der Behörden, der Ärzte und Apotheker und der Verbraucher bzw. Anwender von Arzneimitteln diskutiert. Dabei wurden die Studenten zu Beginn einer Debatte einer der Diskussionsgruppen zugeordnet, und zwar relativ unabhängig von ihrem jeweiligen Tätigkeitsfeld.

Ausgewählte Themen von Debatten

- Schutz der Verbraucher vor direkter Werbung für verschreibungspflichtige Arzneimittel DTC-Advertising) in Europa.
- Neue Vermarktungsmethoden für innovative Arzneimittel.
- Umgang mit Arzneimitteln der Besonderen Therapierichtungen.
- Kostenübernahme bestimmter Serviceleistungen, z.B. Knochendichtemessungen, durch die Hersteller bei niedergelassenen Ärzten.
- Verpflichtung von Ärzten, ihre Patienten auf schwere Nebenwirkungen der von ihnen verordneten Arzneimittel hinzuweisen.
- Pro und Contra einer öffentlichen Diskussion über Arzneimittelschäden.

- Probleme der therapeutischen Nutzenbewertung bei innovativen Arzneimitteln.
- Befreiung von der Einordnung in eine Festbetragsgruppe nur für Arzneimittel, die eine therapeutische Verbesserung (z.B. auch wegen geringerer Nebenwirkungen) darstellen.
- Entlassung von Arzneimitteln aus der Rezeptpflicht.
- Etablierung einer pharmakoepidemiologischen Datenbank für die Versorgungsforschung.
- Entwicklung und Umsetzung eines mehrstufigen Verfahrens der Risikokommunikation.
- Nutzung von „Social Media" im Gesundheitssystem.
- Vor- und Nachteile von Consumer Reports unerwünschter Arzneimittelwirkungen.
- Kosten-Nutzen Bewertung von vergleichbaren Arzneimitteln anhand konkreter Beispiele.
- Qualitätsverbesserung trotz Kostendämpfungen im Gesundheitswesen.
- Bildung von Medizinischen Versorgungszentren zur Erhöhung der Betreuungsqualität durch Disease Managementprogramme (DMP) in Verbindung mit einem strukturierten Medikationsmanagement.
- Qualitätsorientierte Versorgungsplanung mit Hilfe von Qualitätsindikatoren.
- Beitrag des Medikationsmanagements zur Arzneimitteltherapiesicherheit u.a.

Während der Debatten haben sich die Studenten mit Sie angeredet, nicht zuletzt um deutlich zu machen, dass es sich bei Meinungsverschiedenheiten, die bei unterschiedlichen Interessensgruppen unvermeidlich sind, nicht um persönliche Attacken sondern um eine fachliche Diskussion handelt.

An der inhaltlichen Gestaltung der fünf Module ist außer der notwendigen Aktualisierung, für die auch jeder Referent verantwortlich war, und aktuellen neu aufgenommenen Themen über die gesamte Laufzeit des Studiengangs von 2001 – 2017 keine wesentliche Veränderung erfolgt.

Um spezifischen Weiterbildungsbedürfnissen gerecht werden zu können, wurden zwei Wahlmodule angeboten, die von den Studenten zusätzlich oder an Stelle eines der fünf Pflichtmodule besucht werden konnten. Die Wahlmodule standen auch Gasthörern offen, von denen einige anschließend den Studiengang absolvierten:

Wahlmodul 1 (jeweils im April)
Methodische Grundlagen und Basiswissen der Pharmakovigilanz

Wahlmodul 2 (jeweils im September)
Methodische Grundlagen der Pharmakoepidemiologie, Market Access und Nutzenbewertung

Den Teilnehmern des regulären Studiengangs wurde außerdem ein zusätzliches professionelles Kommunikations- bzw. Präsentationstraining durch Cornelia Tromm angeboten, das an einem Wochenende stattfand und nicht nur zur Vorbereitung der Masterverteidigung diente, sondern auch allgemeine Kommunikationstechniken vermittelte.

Parallel zum Studium waren zwei Projektarbeiten zu schreiben, die nicht zuletzt als Beleg des im Studienplan vorgesehen Selbststudiums galten. Inhaltlich sollten sie sich in der Regel auf die berufliche Tätigkeit der Studenten beziehen, konnten aber auch dazu dienen, sich neue Themen selbständig zu erschließen, wenn etwa ein Wechsel des bisherigen Arbeitsplatzes angestrebt wurde. Sofern das Thema der Masterarbeit schon eingegrenzt war, konnten die Projektarbeiten auch als Vorbereitung auf die Masterarbeit angelegt werden.

Die Referenten des Studiengangs kamen aus nahezu allen wichtigen Entscheidungsgremien im Gesundheitsbereich (BMG, GBA, IQWIG, BfArM, Krankenkassen, BAH, VfA, bpi, KBV, ABDA etc.). Da eine kontinuierliche Evaluation durch die Studenten erfolgte, wurden in einzelnen Fällen auch neue Referenten gewonnen. Einige der Referenten haben den Studiengang über Jahre begleitet. Eine entsprechende Referentenliste findet sich in der Anlage 1.

Im Interesse einer möglichst guten sozialen Interaktion wurden am ersten Dienstag eines jeden Moduls die Studenten der beiden parallel zu betreuenden Studiengänge zu einem gemeinsamen

Abendessen gebeten, das im Sommer nicht selten an der Strandbar endete. Dadurch lernten sich nicht nur die Studenten beider Studiengänge kennen, sondern der Umgangston miteinander wurde insgesamt ungezwungen und kooperativ. Neben dem Austausch von Erfahrungen sind dadurch auch Freundschaften entstanden, die zum Teil weit über den Studienabschluss hinausreichen.

Zertifikat und Masterarbeiten

Anders als in vergleichbaren Studiengängen waren beim Studiengang Consumer Health Care zwei unterschiedliche Abschlüsse möglich:

1. Das Zertifikat wurde erteilt, wenn die fünf Module mit einer erfolgreich bestandenen Klausur abgeschlossen und die zwei Projektarbeiten akzeptiert wurden.
2. Der Master of Science in Consumer Health Care wurde verliehen, wenn zusätzlich eine Masterarbeit eingereicht und vor einer dreiköpfigen Prüfungskommission mit Vortrag und Diskussion verteidigt wurde. Ein Masterabsolvent erwarb damit insgesamt 60 ETCS.

Durch die Masterarbeit sollten die Studienteilnehmer nachweisen, dass sie sich selbständig mit einer wissenschaftlichen Fragestellung auseinandersetzen können. Da die veranschlagten 6 Monate dazu kaum ausreichend waren, sollte mit der Abstimmung eines sowohl praktisch relevanten als auch wissenschaftlich interessanten Themas bereits frühzeitig begonnen werden. Wie viel Selbststudienzeit dafür aufgewendet werden musste, hing allerdings in hohem Masse von der individuellen Situation ab.

Dass die Studenten aus ganz unterschiedlichen Fachrichtungen und Tätigkeitsbereichen kamen, spiegelte sich auch in der Themenwahl für die Masterarbeiten wider. Der inhaltliche Schwerpunkt lag aber in den meisten Fällen auf den Fragestellungen des jeweiligen Arbeitsgebietes und war im günstigsten Fall fächerübergreifend.

Insgesamt haben 128 Studenten ihre Masterarbeiten erfolgreich verteidigt und dabei in der Regel aktuelle und praxisrelevante Themen bearbeitet und damit auch die verbraucherorientierte Forschung bereichert. Eine Liste aller abgeschlossenen Masterarbeiten findet sich in der Anlage 2. Ausgewählte Masterarbeiten, nämlich 26, wurden darüber hinaus in einer eigenen Reihe des ibidem-Verlags Hannover publiziert.

3. Der Verein Consumer Health Care und die Jahrestagungen

Der Verein Consumer Health Care war bereits am 27. Juni 2000 in Berlin mit einer Auftaktveranstaltung gegründet worden und stand ebenfalls unter Leitung von Prof. Dr. Marion Schaefer. Seine Aufgabe bestand vor allem darin, die Einrichtung des Masterstudiengangs, zunächst an der Humboldt-Universität Berlin, ab 2003 an der Charité voran zu treiben und das Ausbildungsprogramm zu entwickeln. Die Eintragung in das Vereinsregister beim Amtsgericht Charlottenburg erfolgte am 25. Januar 2002, wobei er von Beginn an als gemeinnützig eingestuft war.

Parallel wurden Mitglieder des Vereins mit einem Jahresbeitrag von 50,- € gewonnen. Fördernde Mitglieder zahlten einen Mitgliedsbeitrag von 4.250,- € pro Jahr und erwarben dadurch das Recht, alle zwei Jahre einen Mitarbeiter kostenfrei in den Studiengang zu delegieren.

Die Zahl der Mitglieder betrug ungefähr 50 und hat sich im Verlaufe der Jahre nur unwesentlich geändert.

Wichtigste Aufgabe des Vereins war gemäß der Satzung die anfangs vollständige, später nur noch teilweise mögliche Übernahme von Studiengebühren für Studenten, die finanziell dazu nicht in der Lage waren und die Durchführung von wissenschaftlichen Jahrestagungen.

Die Jahrestagungen Consumer Health Care fanden im Oktober bzw. November eines jeden Jahres in Berlin statt und widmeten sich jeweils einem anderen, aber immer aktuellen Thema, das von ausgewiesenen Referenten, die auf Kosten des Vereins eingeladen wurden, aus unterschiedlicher Sicht wissenschaftlich erörtert wurde:

1. Jahrestagung am 7. November 2001, Senatssaal der HU, Unter den Linden 6
„Gesundheitswesen – quo vadis?"

2. Jahrestagung am 25. Oktober 2002, Magnus-Haus
„Patientenorientierte Arzneimittelversorgung"

3. Jahrestagung am 24. Oktober 2003, Magnus-Haus
„Arzneimittelsicherheit als gesellschaftliche Aufgabe“

4. Jahrestagung am 8. Oktober 2004, Magnus-Haus
„Versorgungsqualität statt Rationierung?“

5. Jahrestagung am 21. Oktober 2005, Magnus-Haus
„Pharmakovigilanz und Verbraucherschutz“

6. Jahrestagung am 27. Oktober 2006, Magnus-Haus
„Kosten-Nutzen-Bewertung von Arzneimitteln“

7. Jahrestagung am 26. Oktober 2007, Magnus-Haus
„Steuerungsinstrumente der Arzneimittelversorgung – neue strategische Optionen?“

8. Jahrestagung am 10. Oktober 2008, Magnus-Haus
„Strukturveränderungen im Apothekenmarkt – neue Modelle der Kooperation“

9. Jahrestagung am 16. Oktober 2009, Katholische Akademie
„Patientenorientierte Kommunikation – Erwartungen, Nutzen, Risiken“

10. Jahrestagung am 22. Oktober 2010, Magnus-Haus
„Datengesteuerte Gesundheitsversorgung im Digitalzeitalter“

11. Jahrestagung am 14. Oktober 2011, Magnus-Haus
„(Frühe) Nutzenbewertung von Arzneimitteln“

12. Jahrestagung am 26. Oktober 2012, Magnus-Haus
„Facebook, Twitter und Co: Welchen Nutzen haben soziale Medien für die Gesundheitsinformation?“

13. Jahrestagung am 25. Oktober 2013, Magnus-Haus
„Medikationsmanagement als gemeinsame Aufgabe für Ärzte, Apotheker und Patienten“

14. Jahrestagung am 17. Oktober 2014, Magnus-Haus
„Arzt, Apotheker und Patient – ein diffiziles Beziehungsdreieck"

15. Jahrestagung am 16. Oktober 2015, Magnus-Haus
„Big Data ante Portas - Nutzen und Risiken für die Gesundheit"

16. Jahrestagung am 11. November 2016, Magnus-Haus
„Patientensicherheit als gemeinschaftliches Anliegen"

17. Jahrestagung am 27. Oktober 2017, Magnus-Haus
„Schöne neue Welt – Gesundheitsversorgung in der Zukunft"

18. Jahrestagung am 9. November 2018, Magnus-Haus
„Strategien der Gesundheitsversorgung in einer alternden Gesellschaft"

Während der Jahrestagungen wurden den Absolventen des vergangenen Jahres die Zertifikate bzw. Masterurkunden überreicht. Im letzten Vortrag stellte jeweils einer oder eine der Absolventen, die Ergebnisse seiner bzw. ihrer Masterarbeit vor, die ebenfalls Bezug auf das Generalthema nahm.

Die Jahrestagungen boten nicht nur die Möglichkeit des Erfahrungsaustauschs zwischen Studenten, Absolventen und Referenten, sondern oft auch mit Interessenten des Studiengangs und wurden mit einer gemeinsamen Abendveranstaltung, meist im Weinhaus Habel, abgeschlossen. Dadurch entwickelten sich die Jahrestagungen, insbesondere die Abendveranstaltung, nach und nach zu einem Almuni-Treffen.

4. Absolventen und Einstellung des Studiengangs an der Charité

In den Jahren von 2001 bis 2018 haben insgesamt 226 Studenten den Masterstudiengang Consumer Health Care absolviert, 177 haben das Zertifikat erworben und davon 128 auch erfolgreich eine Masterarbeit verteidigt. Die Gründe für den relativ geringen Anteil an Masterarbeiten sind vielfältig. An erster Stelle dürfte stehen, dass das Ziel, sich für eine neue Arbeitsaufgabe zu qualifizieren schon oft bereits vor Abschluss des Studiengangs erreicht wurde. Das hat auch eine Umfrage unter den Absolventen bestätigt, wonach für viele von ihnen die vermittelten Inhalte wichtiger waren als der formale Masterabschluss. Für andere war es nicht möglich, den Zeitaufwand für eine Masterarbeit neben der beruflichen Tätigkeit zu erübrigen. Denn eine Unterstützung durch den Arbeitsgeber hat es nur in wenigen Fällen gegeben.

Apothekern und Naturwissenschaftlern, die am Studiengang teilnahmen und den Wunsch hatten zu promovieren, wurde dies ermöglicht, wenn die Promotionskommission dem Antrag stattgab. Bis Ende 2018 konnten folgende Masterstudenten zusätzlich ihre Dissertation an der Charité Universitätsmedizin verteidigen:

- Dipl. Psych. Stefan Rauchensteiner mit dem Thema „Messung von multiplen Outcomes der Pharmakotherapie von Morbus Crohn unter besonderer Berücksichtigung der Patientenperpektive (2008)
- Dipl. Psych. Claudia Vogt mit dem Thema „Bereitstellung evidenzbasierter Informationsmaterialien am Beispiel von Mutzen und Risiken oraler Kontrazeptiva“ (2012)
- Apothekerin Sabrina Schröder mit dem Thema „Optimierung der Arzneimittelversorgung von Patienten mit Morbus Parkinson durch Pharmazeutisches Management im Rahmen der Hausapothekerverträge“ (2012)

Die Mehrzahl der Absolventen konnte nach dem erfolgreichen Studienabschluss in höher dotierte Positionen – auch bei anderen Arbeitgebern – wechseln bzw. neue Aufgaben übernehmen. Dies spiegelt sich auch in den Aussagen wieder, die in dieser oder anderer Form von Absolventen geäußert wurden:

„Der CHC-Studiengang bietet kompakt aktuellstes Wissen aus der Gesundheitspolitik und fundierte pharmazeutische Kenntnisse, vermittelt durch erstklassige Dozenten!" *Matthias Diessel, Bereichsleiter Arzneimittelmarkt, Pro Generika e.V. Berlin*

„Der Studiengang war eine Bereicherung und hat mir einen umfassenden Einblick in unterschiedliche Bereiche des komplexen Gesundheitssystems vermittelt. Dadurch ist es mir auch in meiner jetzigen Tätigkeit möglich, Zusammenhänge sehr schnell zu erfassen und neue Sachverhalte korrekt einzuordnen. Die hohe Flexibilität hat es mir ermöglicht, das Studium während meiner Vollzeitbeschäftigung zu absolvieren. Gerade auf die Inhalte des Wahlmoduls zur Pharmakovigilanz greife ich noch heute zurück. Fazit: Ich würde mich noch einmal einschreiben!" *Judith Weigel, Apothekerin im Bereich Arzneimittelsicherheit/Arzneimittelrichtlinie, Verband Forschender Arzneimittelhersteller e.V. Berlin*

„Für mich bot der Studiengang einen wichtigen, praxisorientierten Perspektivwechsel nach dem Pharmaziestudium. Tolle Referenten und kontroverse Diskussionen dienten der Klärung vieler offener, praktisch relevanter Fragen. Er war deshalb für mich persönlich von besonders hohem Wert". *Dr. Thomas Fiß, AOK Nordost – die Gesundheitskasse, UB Arzneimittelversorgung, Berlin*

„Interessant war für mich besonders, alle wichtigen Akteure des Gesundheitsmarktes mit ihren unterschiedlichen Perspektiven kennen zu lernen und die gewonnenen Erkenntnisse in Debatten zu vertiefen. Auch die offene Diskussion mit namhaften Referenten war ein großer Gewinn." *Dr. Heike Dally, Scientific Advisor, im Auftrag für Pfizer Pharma GmbH*

„Bestens organisiertes sowie multiprofessionelles wissenschaftlich und praxisorientiert ausgerichtetes Konzept, das sowohl für Einsteiger als auch länger im Gesundheitswesen Beschäftigte Raum für Erweiterung und Vertiefung des komplexen Wissens über Arzneimittel und den Arzneimittelmarkt bietet." *Stefan Prüller, Mitarbeiter einer Krankenkasse*

„Der Studiengang bietet die Möglichkeit umfangreiches Wissen über das Gesundheitssystem zu erwerben und gleichzeitig die Perspektiven anderer Akteure im Gesundheitswesen kennen zu lernen, was auch für das eigene Berufsleben von Bedeutung ist. Dazu tragen sowohl die Dozenten als auch der Erfahrungsaustausch mit den anderen Kommilitonen bei." *Oliver Scholle, Leibniz-Institut für Präventionsforschung und Epidemiologie – BIPS GmbH, Bremen*

„Als Apothekerin, die in der Zulassungsabteilung eines globalen, international agierenden pharmazeutischen Unternehmens tätig ist, hat der Studiengang mich sehr gut für bereichsübergreifende Arbeitsprojekte gerüstet. Hiervon profitiere nicht nur ich persönlich, sondern auch mein Arbeitgeber." *Isabel Gögge*

Trotz dieser Wertschätzung des Studiengangs durch die Absolventen gingen die Bewerberzahlen ab dem Jahr 2015 zurück. Dies hatte vermutlich mehrere Gründe. Denn inzwischen wurden zahlreiche neue Masterstudiengänge angeboten, die zum Teil konsekutiv waren und den Erwerb von insgesamt 120 ETCS erlaubten, so dass dort auch Bewerber mit Bachelorabschlüssen, die in der Regel nur 180 ETCS mitbrachten, akzeptiert werden konnten, während man beim Studiengang Consumer Health Care bereits vor Studienbeginn 240 ETCS nachweisen musste. Noch wichtiger dürfte den Bewerbern gewesen sein, dass viele Studiengänge auch online absolviert werden konnten und nur sehr kurze Präsenzphasen, etwa zum Schreiben der Klausuren, vorgesehen waren. Potenzielle Masterstudenten bewarben sich nicht selten an mehreren Universitäten oder Einrichtungen gleichzeitig und entschieden erst auf Grund der vorliegenden Zulassungen, welches Ausbildungsprogramm sie wählen wollten. Dadurch konnte aus den Bewerberzahlen nicht mehr auf die Zahl der voraussichtlich zu immatrikulierenden Studenten geschlossen werden.

Hinzu kam, dass die Charité zwischen 2014 und 2015 durch eine Beraterfirma evaluiert wurde, die unter anderem forderte, dass sämtliche Masterstudiengänge künftig über Haushaltsmittel zu finanzieren seien.

Vor diesem Hintergrund teilte der Kaufmännische Leiter des zuständigen Charité Centrums am 5. Juli 2016 per Mail mit, dass die Fakultätsleitung in ihrer gestrigen Sitzung das sofortige Aussetzen der Immatrikulation für den Studiengang Consumer Health Care (wie auch für den Masterstudiengang Toxikologie / Leitung Prof. Dr. Ralf Stahlmann) beschlossen habe.

Somit wurden ab 2017 keine neuen Studenten mehr für den Masterstudiengang Consumer Health Care immatrikuliert, sondern nur noch die bis dahin nicht abgeschlossenen Masterarbeiten betreut. Die letzten Masterarbeiten werden voraussichtlich bis Ende 2019 verteidigt. Grundsätzlich haben aber Absolventen des Studiengangs, die alle nach der Studienordnung erforderlichen Leistungen erbracht haben, nach Aussage der zuständigen Dekanin das Recht, auch weiterhin eine Masterarbeit zu schreiben, einzureichen und zu verteidigen. Dies gilt aber vermutlich nur solange sich Mitarbeiter der Charité zur Betreuung bereit erklären.

Auch die ordnungsgemäße Schließung des Studiengangs durch die Charité steht noch aus. Sämtliche Unterlagen, auch die individuellen Studentenakten, sowie die Masterarbeiten befinden sich derzeit in den Räumen der Berlin School of Public Health. Der Zugang dazu muss auch weiterhin gewährleistet sein, etwa wenn Absolventen bei erneuten Bewerbungen, insbesondere im Ausland, Bestätigungen über ihre Studienabschlüsse benötigen.

Nachdem die Webseite des Studiengangs Consumer Health Care und auch des Vereins Consumer Health Care im Jahre 2018 vom Netz genommen wurden, konnte auf der Homepage der Charité eine so genannte Micro-Webseite eingerichtet werden, auf der die wichtigsten Angaben zum Studiengang zu finden sind:

https://master-consumerhealthcare.charite.de/

Über diese Seite können die Absolventen auch Kontakt aufnehmen, wenn sie eine Bestätigung zu ihrem Masterstudium an der Charité brauchen, die insbesondere bei Bewerbungen im Ausland erforderlich ist.

Auf Beschluss der Mitgliederversammlung des Vereins Consumer Health Care vom 9.11.2018 wird auch der Verein zum 31.12.2019 aufgelöst, da er seinen Satzungszweck verloren hat.

Am 15. November 2019 ist dazu eine gemeinsame Veranstaltung zum Thema „Masterstudiengang „Consumer Health Care“ an der Charité Universitätsmedizin Berlin 2001 bis 2018 - eine Bilanz“ geplant, bei der Absolventen und Referenten des Masterstudiengangs noch einmal die Gelegenheit zum gegenseitigen Austausch haben.

Die insgesamt 17 Jahre Studiengang Consumer Health Care waren auch für das CHC-Team eine Zeit, an die wir gern zurück denken. Wir freuen uns auch zukünftig auf Begegnungen mit unseren ehemaligen Studenten und wünschen ihnen für ihr weiteres berufliches Leben alles Gute!

Berlin, im November 2019
Marion Schaefer, Editha Räuscher und Susanne Kottschlag

Das CHC-Team nach der Akkreditierung am 18.5.2004

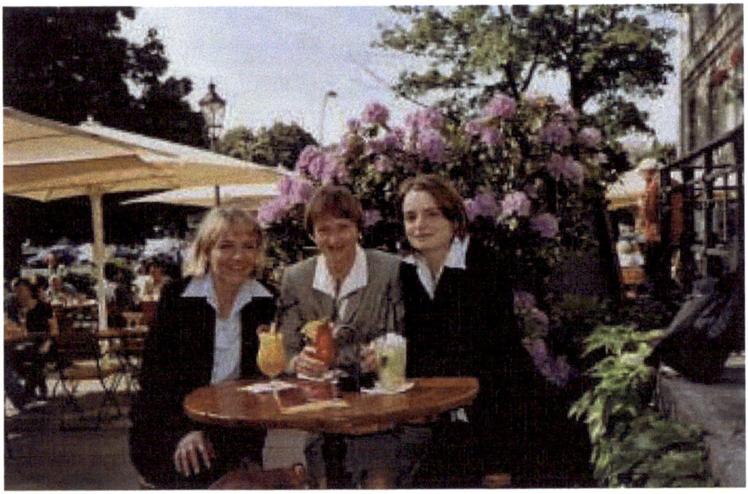

Dr. Editha Räuscher, Prof. Dr. Marion Schaefer, Dr. Ulrike Hiemer

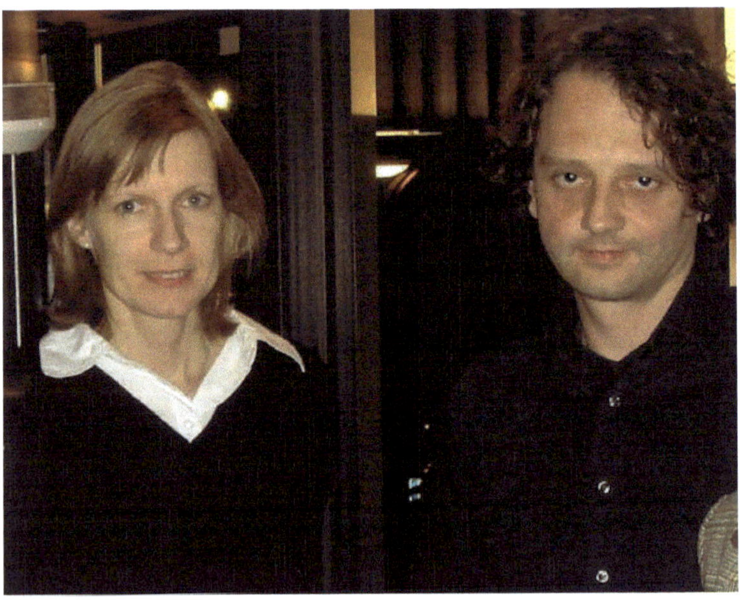

Susanne Kottschlag Dr. Mark Goldammer

31.5.2018 Besuch des Berliner Kriminaltheaters als Geschenk des Matrikels 2017

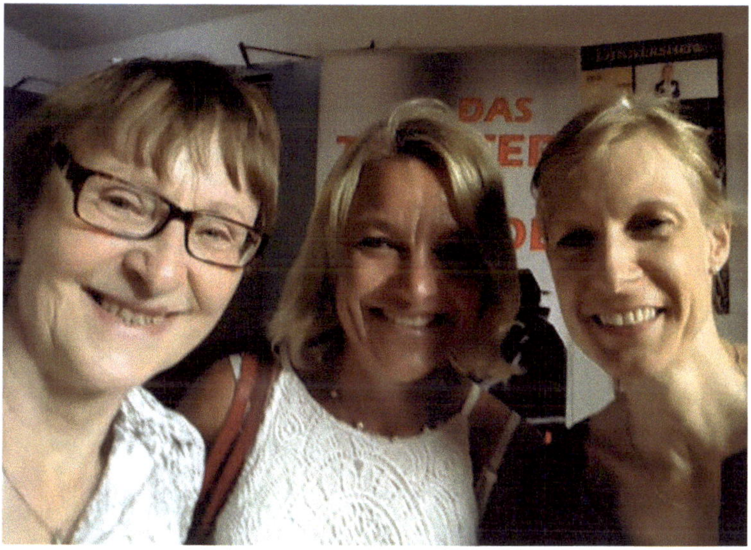

Anlage 1

Langjährige Referenten des Masterstudiengangs Consumer Health Care

Karin Agor, Knappschaft-Bahn-See, Regionaldirektion Hamburg

Martina Albrecht, Stiftung Gesundheitswissen Berlin

Dr. med. Amin-Farid Aly, Institut für Qualitätssicherung und Transparenz im Gesundheitswesen Berlin

PD Dr. Frank Andersohn, Consulting & Research Service Berlin

Dr. Ehrhard Anhalt, Bundesverband der Arzneimittel-Hersteller (BAH) Bonn

M.Sc. Ines Aumann, Leibniz Universität Hannover, Center for Health Economics Research Hannover (CHERH)

Dr. Priya Bahri, European Medical Agency (EMA) London bzw. Amsterdam

Dr. Eckart Bauer, ABDA - Bundesvereinigung Deutscher Apothekerverbände Berlin

Dr. Jürgen Bausch, Kassenärztliche Vereinigung Hessen

Prof. Dr. Volker Beck, Hochschule Darmstadt University of Applied Sciences

Thomas Bellartz, Neuspree Media GmbH Berlin

Joachim Bentz, spectrum | K GmbH Berlin

Prof. Dr. Hilke Bertelsmann, Fachhochschule der Diakonie gem. GmbH, Bielefeld

Britta Bickel, Kassenärztliche Bundesvereinigung Berlin

Dr. Anette Blümle, Deutsches Cochrane Zentrum Freiburg

PD Dr. Thomas Bobbert, Charité-Universitätsmedizin Berlin

Dr. Juliane Bolbrinker, Charité-Universitätsmedizin Berlin

Dr. Kerstin Boldt, Institut für Qualitätssicherung und Transparenz im Gesundheitswesen Berlin

Dr. Sabine Brunschön-Harti, PAREXEL Berlin, später INCResearch GmbH München

Prof. Dr. Tom Bschor, Schlosspark-Klinik Berlin

Uwe Buddrus, HIMSS Analytics Europe Leipzig, später HIT.net UG

Prof. Dr. Reinhard Busse, Technische Universität Berlin, WHO Collaborating Centre for Health Systems Research and Management

Dr. Jörg Czekalla, Bayer Healthcare Pharmaceuticals Berlin

Dr. Bernd Deckenbach, IGES Institut GmbH Berlin

Dr. Daniel Diekmann, ID GmbH & Co. KGaA Berlin

Dr. Holger Diener, FS Arzneimittelindustrie e.V. Berlin

Prof. Dr. Dr. Christian Dierks, Dierks + Bohle Rechtsanwälte Berlin

Prof. Dr. Eva Susanne Dietrich, HealthEcon AG Basel

Ines-Maria Diller, Charité-Universitätsmedizin Berlin

Dr. Franz-Werner Dippel, Sanofi-Aventis Deutschland GmbH Berlin

Prof. Dr. Michael Dittgen, Bayer Healthcare Pharmaceuticals Berlin

Dr. Michael Dörks, Carl von Ossietzky Universität Oldenburg

Dr. Bernd Eberwein, Bundesverband der Arzneimittel-Hersteller (BAH) Bonn

Mara Ernst, Bundesverband der Arzneimittel-Hersteller e. V. (BAH) Bonn

Janet Fahron, Behördliche Datenschutzbeauftragte der Charité-Universitäts-medizin Berlin

Prof. Dr. Gisela Charlotte Fischer, Medizinische Hochschule Hannover

Hedi François-Kettner, Aktionsbündnis Patientensicherheit Berlin

Martin Frank, Dipl.-Ök., Gottfried Wilhelm Leibniz Universität Hannover, Institut für Versicherungsbetriebslehre, Forschungsstelle für Gesundheitsökonomie

Dr. Andreas Franken, Bundesverband der Arzneimittel-Hersteller e. V. (BAH) Bonn

Prof. Dr. Wolfgang Gaissmaier, Fachbereich Psychologie, Sozialpsychologie und Entscheidungsforschung Universität Konstanz

Prof. Dr. Edeltraut Garbe, Leibniz-Institut für Präventionsforschung und Epidemiologie – BIPS GmbH Bremen

Dr. Katja Gehrke, Bundesverband Pharmazeutische Industrie e.V. Berlin

Prof. Dr. Gerd Glaeske, Universität Bremen, Zentrum für Sozialpolitik

Dr. med. Peter Gocke, Chief Digital Officer (CDO), Charité-Universitätsmedizin Berlin

Dr. Ralf Goebel, Arzneimittelkommission der Deutschen Apotheker (AMK) Berlin

Prof. Dr. Andreas J.W. Goldschmidt, Internationales Health Care Management Institut (IHCI) Universität Trier

Dr. Dirk Göpffarth, Bundesversicherungsamt Bonn, später Staatskanzlei des Landes Nordrhein-Westfalen

Dr. Holger Gothe, University for Health Sciences, Hall in Tirol Österreich

RAin Dr. Angela Graf, Bundesverband der Arzneimittel-Hersteller e.V. (BAH) Bonn

Prof. Dr. Wolfgang Greiner, Institut für Gesundheitswissenschaften Universität Bielefeld

Dr. Ingolf Griebsch, Merck KGaA Darmstadt

Prof. Dr. Dr. Dr. Dominik Groß, Universitätsklinikum Aachen, Institut für Geschichte, Theorie und Ethik der Medizin

Prof. Dr. Jörg Hasford, Universität München, Institut für Med. Informationsverarbeitung, Biometrie und Epidemiologie (IBE)

Prof. Dr. Bertram Häussler, IGES Institut GmbH Berlin

Antje-Katrin Heinemann, Novartis Pharma GmbH Nürnberg

Dr. Rainer Hess, Gemeinsamer Bundesausschuss Berlin (bis 30.06.2012)

Prof. Josef Hecken, Gemeinsamer Bundesausschuss Berlin

Tobias Hoppe, Global Centre of Competence for Healthcare and Life Sciences IBM United States

PD Dr. Jutta Hübner, Deutsche Krebsgesellschaft e. V. Berlin

Dr. Thomas Kaiser, Institut für Qualität und Wirtschaftlichkeit im Gesundheitswesen, IQWiG, Köln

Prof. Dr. Cornelia M. Keck, Philipps-Universität Marburg, Pharmazeutische Technologie und Biopharmazie

Dr. Achim Kielhorn, Bayer Health Care Pharmaceuticals Berlin

Dr. Ute Kilger, Rechtsanwälte Böhmert und Böhmert Berlin

Dr. Regina Klakow-Franck, Gemeinsamer Bundesausschuss Berlin

Prof. Dr. med. David Klemperer, Ostbayerische Technische Hochschule Regensburg

Dr. Susanne Kleudgen, M.Sc., Kassenärztliche Bundesvereinigung Berlin

Dr. med. Martin Kluxen, Verband der Ersatzkassen e. V. (vdek) Berlin

Dr. Hildtraud Knopf, Robert Koch-Institut Berlin

Bernd Knorr, Berlin-Chemie AG

Prof. Dr. Ina B. Kopp, Philipps-Universität Marburg, AWMF-Institut für Medizinisches Wissensmanagement

Dr. Sabine Kopp, World Health Organization Genf

Dr. Hermann Kortland, Bundesverband der Arzneimittel-Hersteller e. V. (BAH) Berlin

Prof. Dr. Reinhold Kreutz, Charité - Universitätsmedizin Berlin

Dr. Elmar Kroth, Bundesverband der Arzneimittel-Hersteller e. V. (BAH) Bonn

Dr. iur. Kristina Kühl, Bundesministerium für Gesundheit Berlin

Werner Kulp, Merck KGaA Darmstadt später Xcenda GmbH, Hannover

Dr. Marc Kurepkat, MEdiPlaza AG Essen

Prof. Dr. Christian Lammert, Freie Universität Berlin, John-F.-Kennedy-Institut für Nordamerikastudien

Dr. phil. Britta Lang, Deutsches Cochrane Zentrum Freiburg

Prof. Dr. Michael Linden, Psychosomatische Rehabilitation Charité-Universitätsmedizin Berlin

Dr. med. Dagmar Lühmann, Universitätsklinikum Hamburg-Eppendorf

PD Dr. Knut Mai, Experimental and Clinical Research Center (ECRC), Charite- Campus Berlin Buch

Prof. Dr. Uwe May, May & Bauer GbR Rheinbreitbach

PD Dr. Christian Meisel, Charité-Universitätsmedizin Berlin später Roche Diagnostics GmbH Penzberg

Prof. Dr. Matthias F. Melzig, Freie Universität Berlin Institut für Pharmazie

Prof. Dr. Hilko Meyer, Fachhochschule Frankfurt am Main

Dr. Susanne Michl, Institut für Geschichte, Theorie und Ethik der Medizin der Johannes-Gutenberg Universität Mainz später Charité-Universitätsmedizin Berlin

Dr. Thomas Mittendorf, Herescon GmbH, Universität Hannover Institut für Versicherungsbetriebslehre

PD Dr. Stephan Mühlig, Technische Universität Dresden, Institut für Klinische Psychologie und Psychotherapie

Dr. Cathleen Muche-Borowski, Philipps-Universität Marburg, AWMF-Institut für Medizinisches Wissensmanagement

Prof. Dr. Jacqueline Müller-Nordhorn, Berlin School of Public Health an der Charité

Hardy Müller, WINEG-Institut der Techniker Krankenkasse Hamburg

Dr. Frank Münchberg, Janssen-Cilag GmbH Neuss

Dierk Neugebauer, Bristol-Myers Squibb GmbH & Co. KGaA München

Dr. Gerhard Nitz, Dierks + Bohle Rechtsanwälte Berlin

Birgit Oehmcke, Aktionsbündnis Seelische Gesundheit Berlin

Dr. Sonja Optendrenk, Referentin für Gesundheitspolitik, Bundeskanzleramt Berlin

Prof. Dr. W. Dieter Paar, Sanofi-Aventis Deutschland GmbH

Prof. Dr. Norbert Paul, Institut für Geschichte, Theorie und Ethik der Medizin der Johannes-Gutenberg Universität Mainz

Walter Pechmann, GfK HealthCare Nürnberg

Carlotta Plesnila-Frank, Bristol-Myers Squibb GmbH & Co. KGaA, München

Dr. Anne Prenzler, Center for Health Edconomics Research Hannover, Gottfried Wilhelm Leibniz Universität Hannover, Institut für Versicherungsbetriebslehre

Dr. Holger Pressel, AOK Baden-Württemberg Stuttgart

Dr. Klaus-Jürgen Preuß, EPC Healthcare GmbH Hamburg

Dr. Andrej Rasch, Verband Forschender Arzneimittelhersteller e.V. (vfa) Berlin

Prof. Dr. Dr. Hans-Heinrich Raspe, Universität Lübeck, Institut für Sozialmedizin

Prof. Dr. Ivar Roots, Charité-Universitätsmedizin Berlin

Dr. Alric Rüther, Institut für Qualität und Wirtschaftlichkeit im Gesundheitswesen (IQWiG) Köln

Prof. Dr. Sylvia Sänger, SRH Fachhochschule für Gesundheit Gera

Prof. Dr. med. Christof Schaefer, Pharmakovigilanzzentrum Embryonaltoxikologie, Charité-Universitätsmedizin Berlin

Prof. Dr. Marion Schaefer, Institut für Klinische Pharmakologie, Charité-Universitätsmedizin Berlin

Dr. Alexander Schachinger, EPatient RSD GmbH Berlin

Dr. med. Beat Schaub, Ärztliches Eisenzentrum, Binningen / Basel

Dr. Karsten Schlemm, Merz Austria GmbH, Wien

RAin Andrea Schmitz, Bundesverband der Arzneimittel-Hersteller e. V. (BAH) Bonn

Dr. Christine Schmucker , Deutsches Cochrane Zentrum Freiburg

PD Dr. Udo Schneider, WINEG-Institut der Techniker Krankenkasse Hamburg

Dr. Martin Schölkopf, Bundesministerium für Gesundheit Berlin

Prof. Dr. Gilbert Schönfelder, Charité-Universitätsmedizin Berlin

Dr. Rose Schraitle, Bundesverband der Arzneimittel-Hersteller e. V. (BAH) Bonn

Detlef Schröder-Bernhardi, IMS HEALTH GmbH & Co. OHG Frankfurt / Main

Prof. Dr. J.-M. Graf von Schulenburg, Gottfried Wilhelm Leibniz Universität Hannover, Institut für Versicherungsbetriebslehre

Maike Schulz, Zentralinstitut für die kassenärztliche Versorgung Berlin

RAin Janna K. Schweim, Köln

Prof. Dr. Harald Schweim, Universität Bonn, Drug Regulatory Affairs

Dr. Stefan Schwenzer, Kassenärztliche Bundesvereinigung

Gisbert W. Selke, Wissenschaftliches Institut der AOK (WIDO) Berlin

Dr. Verena Stahl, RpDoc® Solutions GmbH Saarbrücken

Prof. Dr. Ralf Stahlmann, Charité-Universitätsmedizin Berlin

Thomas Stein, MSc, Charité-Universitätsmedizin Berlin, Institut für Medizinische Soziologie und Rehabilitationswissenschaft

Dr. Barbara Steinhoff, Bundesverband der Arzneimittel-Hersteller e. V. (BAH) Bonn

Dr. Elizabeth Storz, M.Sc., Takeda Pharma Vertrieb GmbH & Co. KG

Jon Sussex, Office of Health Economics London

Eberhard Temme, Bundeskartellamt Bonn

Lutz Tisch, ABDA - Bundesvereinigung Deutscher Apothekerverbände Berlin

Dr. Siegfried Throm, Verband Forschender Arzneimittelhersteller e.V. (vfa) Berlin

Cornelia Tromm, Cornelia Tromm Kommunikation Düsseldorf

Dr. Thomas Uhrhan, M. Dr. Notghi Contract Research GmbH Berlin

Prof. Dr. Volker Ulrich, Universität Bayreuth, FB Recht und Wirtschaft

Dr. Christoph Vauth, KKH-Allianz Hannover

Prof. Dr. Markus Veit, ALPHATOPICS Kaufering

Dr. Frank Verheyen, WINEG-Institut der Techniker Krankenkasse Hamburg

Christiane Vössing, Knappschaft Bochum

Dr. Sebastian Voigt-Radloff, Deutsches Cochrane Zentrum Freiburg

Dr. Jochen Walker, InGef - Institut für angewandte Gesundheitsforschung Berlin GmbH

Prof. Dr. Klaus-Peter Wiedmann, Institut für Marketing und Management, Gottfried Wilhelm Leibniz Universität Hannover

Bart de Witte, IBM Deutschland GmbH / Digital Health Berlin

Anna Wierzchowski, Bundesverband der Arzneimittel-Hersteller e. V. (BAH) Bonn

RA Michael Wimmer, Boehringer Ingelheim GmbH

RAin Simone Winnands, Kozianka & Weidner Rechtsanwälte Hamburg

Dr. rer. nat. Maike Wolters, Leibniz-Institut für Präventionsforschung und Epidemiologie – BIPS GmbH Bremen

Prof. Dr. York Zöllner, HAW Hamburg, Hochschule für Angewandte Wissens

Anlage 2

Liste der abgeschlossenen Masterarbeiten des Studiengangs Consumer Health Care

128.) Stefanie Zimmermann:
„Die tumorbedingte Fatigue – Möglichkeiten der supportiven Therapie zur Verbesserung der unerwünschten Begleiterscheinungen bei Krebspatienten“ (2015)

127.) Jessica Franke:
„Potentielle „Managed Entry Agreements“ in Deutschland am Beispiel der Gentherapie der Hämophilie B“ (2016)

126.) Elvira Natalie Stawinoga:
„Verschreibungsfähigkeit von Cannabisarzneimitteln und ihre Abgabe durch die Apotheke“ (2015)

125.) Kristine Stephan-Gamsakhurdia:
„Situation der Eins-zu-Eins-Betreuung in deutschen Krankenhäusern – Bedarfsplanung, Abrechnung, Kosten und Finanzierung“ (2015)

124.) Simon-Moritz Lampert:
„Das MVZ in der Gesundheitsversorgung unter besonderer Berücksichtigung der ärztlichen Therapiefreiheit“ (2006)

123.) Dr. Sven Hagen:
„Personalisierte Medizin – Chancen und Risiken“ (2013)

122.) Thomas Preuß:
„Rahmenbedingungen für die Entwicklung und Implementierung einer „Gesundheits-App“ am Beispiel des Selbstmonitorings von Bluthochdruck, Herzrhythmus und des Körpergewichts zur Früherkennung einer Herzinsuffizienz“ (2016)

121.) Uta Heidenblut:
„Patienten-Support-Programme in der Onkologie unter besonderer Berücksichtigung einer psychotherapeutischen Betreuung" (2015)

120.) Claudia Krek:
„Marktdurchdringung von Arzneimitteln, die das Verfahren der frühen Nutzenbewertung durchlaufen haben in Abhängigkeit von KV-Region, Facharzt-Verordnung bzw. Indikationsgebiet" (2016)

119.) Dr. Heike Heverhagen:
„Vergleich der Nebenwirkungsmeldungen bei Angiotensin-II-Antagonisten aus unterschiedlichen Quellen" (2013)

118.) Niklas Leppkes:
„Statintherapie in der Hausarztpraxis: Einflussfaktoren eines frühzeitigen Therapieabbruchs" (2015)

117.) Marcel Kockoth:
„Prognose der zu erwartenden Melderaten von unerwünschten Arzneimittelwirkungen der künftig nach dem Adaptive Pathways-Verfahren zugelassenen Arzneimittel in Deutschland" (2016)

116.) Stefanie Schröder:
„Gender-Medizin – geschlechtsspezifische Therapieoption am Beispiel von Harnwegsinfektionen" (2015)

115.) Plamena Dikarlo:
„Evidenzbewertung der orthomolekularen Medizin in der Prävention und Therapie der banalen Erkältung unter besonderer Berücksichtigung der Präparate auf dem deutschen Apothekenmarkt" (2015)

114.) Marius Schaut:
„Aussagekraft klinischer Bewertungen für Medizinprodukte am Beispiel eines Software-Medizinprodukts für den Medikationsprozess im Krankenhaus" (2012)

113.) Sandra Irsiegler, geb. Klink:
„Smart Health-Interventionen zur Verbesserung der Adhärenz von Mukoviszidose-Patienten“ (2012)

112.) Friederike Clajus:
„Wie beeinflussen Onlineportale mit patientenspezifischen Gesundheitsinformationen die Arzt-Patienten-Beziehung? Eine Untersuchung am Beispiel der Onlineportale TheraKey® und Open Notes“ (2010)

111.) Frank Rusko:
„Ansätze zur Bewertung eines multimodalen Therapiekonzeptes der Hypertonie“ (2013)

110.) Dr. Sonja Frölich:
„Kritische Auseinandersetzung mit den Argumenten von Gegnern der Masernimpfung“ (2011)

109.) Sandra Robert:
„Nutzenbewertung von Orphan Drugs und ihr Einfluss auf Forschungs- und Entwicklungsstrategien von Herstellern“ (2014)

108.) Moritz Bayer:
„Das „Showrooming“-Verhalten von Konsumenten im deutschen Arzneimittel- und Apothekenmarkt“ (2011)

107.) Raphael Sell:
„Identifikation arzneimittelbezogener Probleme mittels apothekenbasierter Medikationsanalyse – Ergebnisse eines Projektes zur Optimierung der Arzneimitteltherapiesicherheit“ (2014)

106.) Hatem El Ghannam:
„Prevalence and Treatment of Diabetes in Egypt and Germany“ (2014)

105.) Thomas Anton Pfeifer:
„ADHS – Medikalisierung des Behandlungsprozesses und Umsatzerwartungen der pharmazeutischen Industrie“ (2006)

104.) Ola Karsten:

„Krankenhaussteuerung mittels klinischer Leistungsgruppen in Verbindung mit betriebswirtschaftlichen Kennzahlen" (2013)

103.) Heike Grasnick:

„Der europäische und deutsche Gesundheitsmarkt für Biosimilars" (2016)

102.) Birgit Masekowitz:

„Schwangerschaftsrelevante Inhalte in medizinischen Leitlinien – Analyse unter Berücksichtigung der Leitlinienklassifikation" (2016)

101.) Renate Wittig:

„Alternativen zum Psychopharmakaeinsatz in Senioreneinrichtungen" (2016)

100.) Anna Christine Schultheiß:

„Apps mit Erinnerungsfunktion zur Medikamenteneinnahme und ihr potenzieller Beitrag zur Adhärenzförderung" (2016)

99.) Anne Püffel:

„Wirksamkeit von Kombinationspräparaten bei Erkältungssymptomen: Ein systematischer Review" (2016)

98.) Anne Thoring:

„Gesundheits-Applikationen (Apps) von pharmazeutischen Unternehmen und Medizinprodukte-Herstellern – Chancen und Risiken für die Patientenkommunikation)" (2016)

97.) Dr. Andreas Niemann:

„Quantitative und qualitative Analyse der Spontanmeldungen von Patienten und Angehörigen der Gesundheitsberufe an ein pharmazeutisches Unternehmen" (2016)

96.) Ruth Borchers:

„Individuelle Prüfung gynäkologischer Tumortherapien auf klinisch relevante Interaktionen mit der Dauermedikation" (2016)

95.) Teresa Belkner:
„Ein innovatives Projekt zur Verbesserung der medikamentösen Compliance von ambulanten Patienten am Beispiel der Therapie mit Antidepressiva" (2016)

94.) Birgit Vogt:
„Gesundheitskompetenz und Arzneimitteltherapiesicherheit – Berücksichtigung der Patientenfähigkeiten bei der flächendeckenden Implementierung des standardisierten Medikationsplanes" (2015)

93.) Dr. Heike Dally:
„Anforderungen an das Design klinischer Studien in der Onkologie nach Einführung der frühen Nutzenbewertung" (2015)

92.) Cornelia Wiese:
„Frühe Nutzenbewertung von Arzneimitteln aus Sicht der behandelnden Ärzte" (2015)

91.) Dr. Barbara Kürbi:
„Evaluation und Finanzierung von Präventionstheatern im Rahmen eines Präventionsgesetzes" (2015)

90.) Dominik Keinki:
„Bewertung von Informationsbroschüren für die onkologische Praxis" (2015)

89.) Malena Johannes:
„Big Data for Big Pharma – an Accelerator for the R&D Engine?" (2015)

88.) Gabriele Kapfer:
„The Value of Patient Reported Outcome Measures for the Clinical Benefit Assessment of Novel Cancer Drugs – Implementation of Recommendations by Health Authorities and Health Technology Assessment Organizations" (2015)

87.) Natalia Schwarz:
„Untersuchung des operativen Berichtswesens im Bereich Medizincontrolling in deutschen Krankenhäusern“ (2015)

86.) Ksenia Semenova:
„Implementation of a quality management concept (CAPA-system) for clinical trials in a biomedical technology company“ (2015)

85.) Katja Weber:
„EDV-gestützte kooperative Betreuung bei nieren-transplantierten Patienten zur Förderung der Compliance bei immunsuppressiver Therapie unter Berücksichtigung der Komedikation“ (2015)

84.) Charalabos-Markos Dintsios:
„Machbarkeitsprüfung zweier methodischer Ansätze zur Weiterentwicklung der Effizienzgrenzenanalyse: Gütekriterien indirekter Vergleiche und patientenseitige Endpunktgewichtung“ (2015)

83.) Dörte Mehltretter:
„Arzneimittelrisikokommunikation in Europa am Beispiel von Metoclopramid“ (2015)

82.) Sybille Beer:
„Die Versorgung von Diabetikern mit Blutzuckerteststreifen im Rahmen der GKV-Leistungen – Einfluss der zum 01.10.2011 geänderten Arzneimittel-Richtlinie“ (2015)

81.) Oliver Scholle:
„Komedikation mit Antipsychotika und Antidepressiva bei ADHS-Kindern und -Jugendlichen: eine populationsbasierte Kohortenstudie“ (2014)

80.) Sabine Breiholz:
„Patientenbetreuung in der öffentlichen Apotheke mit Hilfe eines softwarebasierten Medikamenten-Erinnerungsservice (MES)“ (2014)

79.) Andreas Kischke:
„Nicht-interventionelle Studie zur Förderung der Adhärenz einer Allergie-Immuntherapie bei IgE-vermittelten allergischen Erkrankungen“ (2014)

78.) Beate Kern:
„Arzneimittel für seltene Erkrankungen: Evidenzlevel der Wirksamkeitsstudien, Frühe Nutzenbewertung und Preisentwicklung in Deutschland“ (2014)

77.) Annika Sattler:
„Etablierung eines Ernährungsmanagements am Beispiel einer hämato-/onkologischen Abteilung“ (2014)

76.) Dr. Christian Wiese:
„Arzneimittelfälschungen – Gefährdungssituationen in der Lieferkette von Ausgangsstoffen und mögliche Gegenmaßnahmen“ (2014)

75.) Petra Merkle:
„Identifizierung von Informationsdefiziten bei der Rezepteinlösung in der Apotheke“ (2014)

74.) Astrid Geiseler:
„Hintergründe und Auswirkungen der Marktrücknahme von Meclozin“ (2014)

73.) Susanne Tschorn:
„Arzneimitteltherapie in der Schwangerschaft – Risikowahrnehmung von medizinischen Fachkreisen und Laien – Auswertung von Daten des Pharmakovigilanz-Beratungsportals www.embryo tox.de“ (2014)

72.) Maike Schulz:
„Eine regional differenzierte Analyse der diagnosebezogenen Antibiotika-verordnungen in Deutschland unter Berücksichtigung potenzieller Qualitätsindikatoren“ (2014)

71.) Sonja Mrohs:
„Einschätzung des medizinischen Risikos bei Arzneimittelfälschungen“ (2014)

70.) Hannelore Gießen:
„Ethische Aspekte der Bewertung und Kommunikation von Arzneimittelrisiken im zeitlichen und internationalen Vergleich“ (2013)

69.) Annika Wessendorf:
„Akademisierung von Gesundheitsfachberufen und ihre Qualifikationsziele am Beispiel der Pflege-Studiengänge in Deutschland“ (2013)

68.) Dr. Gaby Schubert:
„Ressourcenerfassung zur frühen Nutzenbewertung von Arzneimitteln – Erfahrungen eines pharmazeutischen Unternehmens bei der Erstellung zweier Dossiers in der Übergangsregelung“ (2013)

67.) Dr. Kirsten Klug:
„Cost-effectiveness of transcatheter aortic valve implantation compared to surgical aortic valve replacement in a propensity score matched cohort followed two years in a single center and based on in-hospital individual patient data“ (2013)

66.) Alain Roland Ferdinand Menghé à Menghé:
„Gesundheitsökonomische Bewertung von Disease Management Programmen am Beispiel Diabetes Typ II der AOK Hessen“ (2013)

65.) Christopher Funk:
„Mobile Softewareanwendungen (Apps) im Gesundheitsbereich: Entwicklung, Marktbetrachtung und Endverbrauchermeinung“ (2012)

64.) Indra Oehlmann:
„Kostenlose Hautkrebsuntersuchung: Abrechenbarkeit als Vorsorgecheck im internationalen Vergleich“ (2012)

63.) Dr. Barbara Sterner:
„Anthroposophische Medizin im deutschen Gesundheitswesen unter besonderer Berücksichtigung von anthroposophischen Arzneimitteln: Gesetzliche Verankerung, Herausforderungen und Chancen" (2012)

62.) Felix Brambring:
„Die Kombination von dosisoptimierten Fertigarzneimittelpackungen als Ergänzung zur Patientenindividualisierung von Infusionslösungen im Bereich der aseptischen Herstellung von Arzneimitteln mit toxischem Potenzial" (2012)

61.) Angela Hauser:
„Die Berücksichtigung von Interaktionsmeldungen und CAVE-Meldungen bei der Abgabe von Arzneimitteln in der öffentlichen Apotheke" (2012)

60.) Judith Weigel:
„Schwangerschaft bei Frauen mit und ohne Autoimmunerkrankungen – ein Vergleich hinsichtlich der mütterlichen Charakteristika und des Ausgangs der Schwangerschaft" (2012)

59.) Kaya Michaela Müssig:
„Der stationäre Pflegemarkt: Herausforderungen bei Beschäftigung, Versorgungsqualität und Finanzierung" (2012)

58.) Carmen Flecks:
„Versorgung mit Psychotherapie und Bedarfsplanung in Deutschland unter besonderer Berücksichtigung des Versorgungsstrukturgesetztes 2012 (GKV-VStG)" (2012)

57.) Dr. Thomas Fiß:
„Die Anwendung anticholinerg wirksamer Arzneimittel bei kognitiv eingeschränkten Hausbesuchpatienten" (2012)

56.) Dirk Klintworth:
„Reporting Guidelines und ihre Bedeutung für die Präventions- und Gesundheitsförderungsforschung" (2012)

55.) Vanessa Neckermann:
„Analyse unterschiedlicher Modelle von Wirkstoffausschreibungen und der Substitutionsregeln durch das AMNOG – Einfluss auf die Umsetzungsquoten von Arzneimittelrabattverträgen nach § 130a Abs. 8 SGB V“ (2012)

54.) Franziska Broer:
„Ausgewählte Ansätze zur qualitätsorientierten Leistungsbewertung im deutschen Gesundheitswesen“ (2011)

53.) Kerstin Bendig:
„Ansätze zur Effektivitätsbewertung von Risikominimierungsmaßnahmen im Rahmen der Pharmakovigilanz im Vergleich von USA und Europa“ (2011)

52.) Denny Lorenz:
„Development of a Standard Report for Signal Verification on Public Adverse Event Databases“ (2011)

51.) Désirée Kietzmann:
„Consumer Reporting im Web 2.0 – Analyse von Meldungen unerwünschter Arzneimittelwirkungen auf dem Verbraucherportal sanego.de“ (2011)

50.) Claudia Vogt:
„Ideal und Wirklichkeit in der Patientenaufklärung über Nutzen und Risiken oraler Kontrazeptiva. Subjektive versus objektive Wissensbewertung bei jungen Frauen“ (2011)

49.) Dr. iur. Stefan Brinkmeier:
„Parallelimporte von Arzneimitteln innerhalb der EU. Aktuelle Marktsituation, Voraussetzungen des Umpackens und Konsequenzen für die Verbraucher in Deutschland“ (2011)

48.) Stefan Prüller:
„Konsumentenberichte über unerwünschte Arzneimittelwirkungen als Chance für Krankenkassen“ (2011)

47.) Sabrina Segebrecht:

„Ansätze zur Einführung von institutionenübergreifender elektronischer Patientenakten im europäischen Vergleich“ (2011)

46.) Insa Rüttershoff:

„Antihypertensiva – vergleichende Analyse der Nebenwirkungsprofile und die Auswirkungen der unerwünschten Arzneimittelwirkungen auf den Therapieerfolg“ (2011)

45.) Stephan Schmidt:

„Die Beeinflussung der Lebensqualität von Patienten mit chronischen Schmerzen durch eine Therapie mit Opiaten, unter besonderer Berücksichtigung der opioidinduzierten Obstipation und des Bowel Function Indexes“ (2010)

44.) Judith Rommerskirchen:

„Umfang und Art von Problemen auf Grund von rabattbedingtem Arzneimittelwechsel an der Schnittstelle von Arzt und Apotheker“ (2010)

43.) Christian Solano:

„Bewertung des klinischen Einsatzes von PCA-Infusionspumpen als effektives Instrument der postoperativen Schmerztherapie“ (2010)

42.) Lena Harmann:

„Zur Vereinbarkeit von Publikumswerbeverbot bei Arzneimitteln und Shared Decision Making“ (2009)

41.) Ansgar Muhle:

„Vergleich von führenden deutschen Gesundheitsportalen unter Berücksichtigung der gängigen Qualitätssiegel“ (2009)

40.) Dr. Heike Fürhoff:

„Bewertung von Packungsbeilagen anhand ausgewählter Kriterien am Beispiel von Citalopram der Hormosan Pharma" (2009)

39.) Thomas Uhrhan:
„Organisationsbezogene Aspekte der Arzneimittelsicherheit in stationären Pflegeeinrichtungen" (2009)

38.) Daniela Boeschen:
„Arzneimittelsicherheit in der Pädiatrie" (2009)

37.) Jana Kroll:
„Zur Umsatzentwicklung neuer Arzneistoffe in Deutschland zwischen 1997 und 2007" (2009)

36.) Janna Kristina Schweim:
„Untersuchungen zum Arzneimittelversandhandel aus Verbrauchersicht" (2009)

35.) Ekaterina Morokvasic:
„Patient Adherence to Long – Term Therapy of Multiple Sclerosis" (2009)

34.) Maria Urban:
„Die Apothekenlandschaft im Wandel – Analyse möglicher Erfolgsfaktoren von Individualapotheken und strategische Handlungsoptionen eines pharmazeutischen Unternehmens" (2009)

33.) Verena Purrucker:
„Möglichkeiten und Grenzen von Franchisesystemen in der zahnärztlichen Versorgung in Deutschland" (2009)

32.) Silke Lauterbach:
„Prävention des diabetischen Fußsyndroms – Entwicklung eines apothekenbasierten Betreuungskonzeptes für Diabetiker" (2009)

31.) Isabell Gögge:
„Zur Konzeption eines Gesundheitsproduktes zur Anwendung bei Arteriosklerose, dargestellt am Beispiel sekundärer Pflanzenstoffe aus den Früchten der Weinrebe (Vitis vinifera L.)" (2009)

30.) Nicole Maslowski:
„Diagnosis Related Groups (DRG) und ihre Konsequenzen für die stationäre Krankenhausversorgung in Deutschland“ (2008)

29.) Annette Tritschler
„Funktion und Grenzen der Werbung durch Kliniken und klinische Facheinrichtungen“ (2008)

28.) Michaela Dienst:
„Gesund altern – Präventionsangebote und ihre Akzeptanz in der Bevölkerung“ (2008)

27.) Dr. Monika A. Fellermeier:
„Untersuchungen zum off-label-Use bei Kindern und Jugendlichen unter Nutzung von Daten des ifap therapieREPORT“ (2008)

26.) Janos Luszpinski:
„Kritische Analyse von Koordinierungsstrategien nach Einführung der Diagnosis Related Groups (DRG) - Herausforderungen für einen nachhaltigen Controllingansatz der medizinischen Fallbegutachtung“ (2008)

25.) Mathias Hevert:
„Der Markt für Heilmittel der besonderen Therapierichtungen in der Europäischen Union“ (2008)

24.) Christopher Bräuer:
„Die Apotheke auf dem Weg zu einem modernen Dienstleistungsunternehmen unter besonderer Berücksichtigung strategischer Netzwerkstrukturen“ (2008)

23.) Matthias Diessel:
„Steuerung der Arzneimittelausgaben in Deutschland – Ordnungspolitische Regelungen und deren Konsequenzen“ (2007)

22.) Rüdiger Kolbeck:
„Das Problembewusstsein bezüglich Arzneimittelfälschungen auf globaler und nationaler Ebene“ (2007)

21.) Dr. Tom Anwand:
„Einstellungen zur Kundenkartennutzung und Datenspeicherung bei Stammkunden und Allgemeinkunden in der Apotheke" (2007)

20.) Dr. Elizabeth Storz:
„Strukturveränderungen im deutschen Psychopharmakamarkt nach Inkrafttreten des Arzneiversorgungs-Wirtschaftlichkeitsgesetzes (AVWG) im Jahre 2006" (2007)

19.) Dr. Ursula Sellerberg:
„Vergleich und Bewertung ausgewählter verbraucherorientierter Heilpflanzendatenbanken im Internet" (2007)

18.) Marcus Haag:
„Der Markt für Nahrungsergänzungsmittel – Möglichkeiten seiner Gestaltung und seiner zukünftigen Entwicklung im Hinblick auf die Verbrauchersicherheit" (2007)

17.) Dirk Barchmann:
„Konzipierung und Wirtschaftlichkeitsbewertung eines Wundkompetenzzentrums (WKZ) nach § 140 SGB V an einem Krankenhaus der Grundversorgung" (2007)

16.) Ralf K. Decker:
„The impact of blood glucose meters on the self-monitoring of blood glucose using the ACCU-CHEK® Compact Plus compared to controls" (2007)

15.) Anna Mattenklotz:
„Vergleichende Validierung von zwei Klassifizierungssystemen für arzneimittelbezogene Probleme (PCNE und PiDoc)" (2007)

14.) Sandra Kilbert:
„Krankenhausmarken und ihre öffentliche Wahrnehmung, untersucht an ausgewählten Berliner Krankenhäusern" (2007)

13.) Karin Agor:
„Zur Evaluierung eines multizentrischen Versorgungsmodells für die Notfallversorgung von Patienten mit akutem Koronarsyndrom im Rahmen des Projektes ‚Hamburg gegen den Herzinfarkt' (2005)" (2007)

12.) Franziska Zierold:
„Evaluation der wissenschaftlichen Qualität von Anwendungsbeobachtungen in Deutschland" (2007)

11.) Dr. Susanne Kleudgen:
„Zur Notwendigkeit einer Prioritätensetzung bei der Auswahl neuer Schwerpunkte für Disease-Management-Programme" (2007)

10.) Sabrina Schröder:
„Identification and Classification of Drug-related Problems in the Treatment of Parkinson's Disease – An Analysis of Patient Reports on the Internet" (2006)

9.) Lena Ebert:
„Die Verwendung von Magnetresonanzkontrastmittel in Asien: Eine Analyse der Kundenzufriedenheit und Kundenbindung am Beispiel der Schering AG" (2006)

8.) Juliane Busse:
„Möglichkeiten und Grenzen eines kostengünstigen Einsatzes von parenteralen Ernährungslösungen in der ambulanten Versorgung onkologischer Patienten" (2006)

7.) Annette Lehmann:
„Kooperationen in der Pharmaindustrie und ihre strategische Ausrichtung untersucht an ausgewählten Beispielen deutscher Pharmafirmen" (2005)

6.) Dr. Markus Wirtz:
„Der informierte Patient – ein mündiger Patient? Patienteninformation und -betreuung bei MS-Patienten in der Rehabilitation" (2004)

5.) Dr. Nathalie Braun:
„Internetgestützte Informationsallianzen der kleinen und mittelständischen Pharmaindustrie: Bedarfsanalyse und Umsetzungsansätze“ (2003)

4.) Matthias Clasen:
„Rechtliche Probleme im Zusammenhang mit der Implementierung von Disease-Management-Programmen in das System der Gesetzlichen Krankenversicherung“ (2003)

3.) Marcus Freund:
„Qualitätsmanagement in pharmazeutischen Unternehmen und seine Effekte“ (2003)

2.) Theresa Kliegl:
„Aspekte der Qualitätssicherung für Versandapotheken“ (2003)

1.) Nicole Sibbing:
„Die Funktion der Apothekenpflicht unter Berücksichtigung des öffentlichen Bewusstseins und der derzeitigen Veränderungen im Gesundheitssystem im europäischen Kontext“ (2003)

SCHRIFTENREIHE MASTERSTUDIENGANG CONSUMER HEALTH CARE

herausgegeben von Prof. Dr. Marion Schaefer

ISSN 1869-6627

1 *Lena Harmann*
Patienteninformation und Shared Decision Making im Lichte des Publikumswerbeverbotes für verschreibungspflichtige Arzneimittel
ISBN 978-3-8382-0056-9

2 *Janna K. Schweim*
Untersuchungen zum Arzneimittelversandhandel aus Verbrauchersicht
ISBN 978-3-8382-0071-2

3 *Ansgar Muhle*
Deutsche Gesundheitsportale im Netz
Kritische Einschätzung anhand der gängigen Qualitätssiegel
ISBN 978-3-8382-0086-6

4 *Elizabeth Storz*
Psychopharmakamarkt in Deutschland
Eine Untersuchung zu den Strukturveränderungen durch das Arzneiversorgungs-Wirtschaftlichkeitsgesetz (AVWG)
ISBN 978-3-8382-0109-2

5 *Ursula Sellerberg*
Heilpflanzen-Datenbanken im Internet
Eine kritische Untersuchung anhand verbraucherrelevanter Kriterien
ISBN 978-3-8382-0092-7

6 *Rüdiger Kolbeck*
Arzneimittelfälschungen auf globaler und nationaler Ebene
Eine Studie über das Problembewusstsein bei Patienten und Experten
ISBN 978-3-8382-0155-9

7 *Silke Lauterbach*
Das diabetische Fußsyndrom
Ein Ratgeber zur Identifizierung von Risikopatienten in der Apotheke
ISBN 978-3-8382-0182-5

8 *Judith Rommerskirchen*
Die Arzneimittelrabattverträge der gesetzlichen Krankenversicherungen
Eine Studie über Probleme bei ihrer Umsetzung an der Schnittstelle von Arzt und Apotheker ISBN 978-3-8382-0253-2

9 *Verena Purrucker*
Möglichkeiten und Grenzen von Franchisesystemen in der zahnärztlichen Versorgung in Deutschland
ISBN 978-3-8382-0186-3

10 *Stefan Prüller*
Risiken und Nebenwirkungen auf der Spur
Konsumentenberichte über unerwünschte Arzneimittelwirkungen als Chance für Krankenkassen
ISBN 978-3-8382-0318-8

11 *Denny Lorenz*
Development of a Standard Report for Signal Verification on Public Adverse Event Databases
ISBN 978-3-8382-0432-1

12 *Kerstin Bendig*
Risikomanagement in der Arzneimittelsicherheit
Ansätze zur Effektivitätsbewertung von Risikominimierungsmaßnahmen in den USA und Europa im Vergleich
ISBN 978-3-8382-0438-3

13 *Dirk Klintworth*
Reporting Guidelines und ihre Bedeutung für die Präventions- und Gesundheitsförderungsforschung
ISBN 978-3-8382-0448-2

14 *Judith Weigel*
Schwangerschaft bei Frauen mit und ohne Autoimmunerkrankungen
Ein Vergleich hinsichtlich der mütterlichen Charakteristika und des Ausgangs der Schwangerschaft
ISBN 978-3-8382-0468-0

15 *Christopher Funk*
Mobile Softwareanwendungen (Apps) im Gesundheitsbereich
Entwicklung, Marktbetrachtung und Endverbrauchermeinung
ISBN 978-3-8382-0493-2

16 *Carmen Flecks*
Auf der Suche nach Psychotherapie
Bedarfsplanung für die Psychotherapie unter besonderer Berücksichtigung des Versorgungsstrukturgesetzes 2012 (GKV-VStG)
ISBN 978-3-8382-0498-7

17 *Beate Kern*
Arzneimittel für seltene Erkrankungen:
Evidenzlevel der Wirksamkeitsstudien, Frühe Nutzenbewertung und Preisentwicklung in Deutschland
ISBN 978-3-8382-0762-9

18 *Heike Dally*
Anforderungen an das Design klinischer Studien in der Onkologie nach Einführung der frühen Nutzenbewertung
ISBN 978-3-8382-0933-3

19 *Malena Johannes*
Big Data for Big Pharma
An Accelerator for The Research and Development Engine?
ISBN 978-3-8382-0942-5

20 *Christian Keinki*
Informationsbroschüren für Krebspatienten
Eine empfehlenswerte Quelle für Ratsuchende?
ISBN 978-3-8382-0920-3

21 *Anne Thoring*
Gesundheits-Applikationen (Apps) von pharmazeutischen Unternehmen und Medizinprodukte-Herstellern
Chancen und Risiken für die Patientenkommunikation
ISBN 978-3-8382-1009-4

22 *Cornelia Wiese*
Frühe Nutzenbewertung von Arzneimitteln aus Sicht der behandelnden Ärzte
ISBN 978-3-8382-0923-4

23 *Raphael Sell*
Arzneimitteltherapiesicherheit aus der Apotheke
Eine Studie zur Medikationsanalyse
ISBN 978-3-8382-1187-9

24 *Moritz Bayer*
Das „Showrooming"-Verhalten von Konsumenten im deutschen Arzneimittel- und Apothekenmarkt
Ursachen, Ausprägungen und strategische Handlungsempfehlungen für die operative Apothekenführung
ISBN 978-3-8382-1160-2

25 *Renate Wittig*
Alternativen zum Psychopharmakaeinsatz in Senioreneinrichtungen
ISBN 978-3-8382-1212-8

26 *Heike Heverhagen*
Vergleich der Nebenwirkungsmeldungen bei Angiotensin-II-Antagonisten aus unterschiedlichen Quellen
ISBN 978-3-8382-1319-4

27 *Marion Schaefer*
unter Mitarbeit von Editha Räuscher und Susanne Kottschlag
Der Masterstudiengang „Consumer Health Care" an der Charité Universitätsmedizin Berlin 2001 bis 2018 – eine Bilanz
ISBN 978-3-8382-1407-8

ibidem.*eu*